Dieta Cetogénica: Bombas de grasa

Deliciosas recetas de postres que son altas en grasa y bajas en carbohidratos para la pérdida de peso

Descargo de responsabilidad

Si bien el autor ha hecho todo lo posible para asegurar la exactitud del contenido escrito, se aconseja a todos los lectores que sigan la información aquí mencionada bajo su propio riesgo. El autor no se hace responsable de ningún daño personal o comercial causado por la información. Se anima a todos los lectores a que busquen asesoramiento profesional cuando lo necesiten.

Sobre el Libro

¿Suena ridícula la idea de perder grasa comiendo grasa? ¡Bueno, es verdad! La dieta cetogénica se basa en esta teoría. Ahora puede darse el gusto de disfrutar de sus más deliciosos manjares que le hacen cosquillas en las papilas gustativas y sacian sus antojos. Enamórese de las texturas dulces, cremosas, crujientes y suaves de estos deliciosos postres. Puede hacerlo sin tener que preocuparse por las calorías que está consumiendo. De hecho, ¡estaría perdiendo peso todo el tiempo! No puede ser mejor que esto, ¿verdad?

Antes de empezar con las recetas, es importante que usted entienda de qué se trata la dieta Cetogénica. Para decirlo de manera sencilla, esta dieta es una dieta de alto contenido en grasas y bajo contenido en carbohidratos. Simplemente estará reduciendo los carbohidratos en lugar de la grasa. Tendrá que hacer algunos cambios en su dieta diaria para aclimatarse a esta dieta. Los resultados positivos de esta dieta comenzarán a mostrarse en su cuerpo dentro de dos semanas.

Puede descubrir varias delicias sabrosas que resultarán bastante adictivas. ¡Bienvenido al mundo de los pasteles, pasteles, magdalenas, muffins y otros postres deliciosos, tan irresistibles, que te encontrarás apresurándote a la cocina para cocinar! Echemos un vistazo a los deliciosos dulces que hay en este libro. Pasteles de chocolate, pastel de queso de vainilla, diferentes variedades de galletas, panecillos, barras de chocolate, *Panna Cotta*, mousse e incluso paletas.

Apuesto a que solo pensar en estos postres es suficiente para que tenga hambre. Estos postres no solo son deliciosos, sino que la información detallada sobre el tamaño de la porción, el tiempo de preparación y los datos nutricionales definitivamente lo harán más atractivo. La próxima vez que invite a sus amigos y familiares a comer, podrá servirle con orgullo las deliciosas y saludables golosinas que ha preparado en su propia cocina. ¿No se sentiría orgulloso y maravilloso?

Este libro cambiará su perspectiva sobre las dietas y un estilo de vida saludable. ¡Quien dijo que comer sano no significa que comer algo sabroso o dulce estaba obviamente equivocado!

Bueno, perder peso definitivamente no es más delicioso que esto. Entonces, ¿qué está esperando?

Sobre el autor

Sam Kuma es un apasionado de compartir su experiencia culinaria con el mundo. Su trabajo implica la modernización de los planes de dieta saludable. Ha publicado muchos libros de recetas para dietas vegetarianas, cetogénicas y paleodietas, cocina de comida rápida y varios libros de cocina sobre cocinas étnicas. Su enfoque principal es hacer que las dietas saludables como la vegana y la cetogénica sean la corriente principal, compartiendo recetas fáciles de crear y apetitosas. En sus dos primeros libros sobre recetas veganas, ha producido deliciosos chocolates, postres, helados, hamburguesas y sándwiches veganos.

Tabla de contenido

Introducción

Quiero agradecerle por descargar este libro "Dieta Cetogénica: Bombas de Grasa - Deliciosas recetas de postres que son altas en grasa y bajas en carbohidratos para la pérdida de peso.

La mayoría de los libros de recetas cetogénicas tienden a mantenerse alejados de las cosas dulces, lo que lleva a un plato de carne insípida que no es atractivo. El problema con tales dietas es que usted podría terminar anhelando algo dulce entre comidas. Las bombas de grasa son la solución perfecta para sus problemas.

Las bombas de grasa no son más que una combinación saludable de alimentos ricos en grasa que crean una explosión de sabor nutritivo. Esta es una forma saludable de alimentar su cuerpo a través de esta dieta mientras sacian sus antojos de algo dulce.

Cuando se consume una bomba de grasa, hay ciertos beneficios que se experimentan. El proceso de pérdida de grasa se acelera, encontrará un aumento en sus niveles de energía y se sentirá más vitalizado, podrá controlar su apetito, sus hormonas estarán completamente equilibradas y sus niveles de azúcar en la sangre serán bajos. Esto también reduce su colesterol. Otro beneficio importante de ingerir estos postres Cetogénicos es que su enfoque mental mejora.

Todas las recetas dadas en este libro han sido desarrolladas teniendo en cuenta los requerimientos de la dieta Cetogénica. Las recetas han sido probadas y comprobadas. Los resultados siempre han sido sorprendentemente buenos. No solo podrá comer una golosina cuando se le antoje, sino que no aumentará de peso al hacerlo. De hecho, estará perdiendo esos kilos extra.

Antes de empezar, usted tendrá que entender que, si se toma enserio la pérdida de esos kilos de más, entonces tendrá que comprometerse con la dieta Cetogénica. Necesitarás comer y evitar ciertas cosas y no deberías introducir a hurtadillas ningún bocadillo tramposo. Un poco de compromiso y esfuerzo extra definitivamente ayudará mucho, especialmente cuando se trata de ser más saludable.

¡Seguir una dieta no podría haber sido más divertido!

Así que, ¡comencemos!

Bombas de grasa de helados de tiramisú

Preparación: 10 min	Total: 20 min + tiempo de congelación	Porciones: 6

Ingredientes:

Para las bombas de hielo:

- 2/3 taza de queso mascarpone (puede usar alternativamente crema de leche de coco)
- 2 cucharadas de café fuerte, refrigerado
- 2 cucharadas de Swerve o eritritol en polvo
- Gotas de Stevia líquida a gusto
- 1 cucharadita de extracto de ron (opte por el sin azúcar)

Para el acabado

- 0.5 onzas de mantequilla de cacao
- 0.7 onza de chocolate negro al 90%.

Instrucciones:

1. Añada el queso mascarpone, el eritritol, el extracto de ron y el café al tazón de mezcla. Bata con una batidora eléctrica hasta que esté suave y cremoso.

2. Añada la Stevia y batir de nuevo.

3. Añada unas 2 cucharadas de la mezcla en moldes circulares o en pequeños moldes de muffins de silicona.

4. Congele hasta que esté listo.

5. Mientras tanto, agregue el chocolate negro y la mantequilla de cacao a un tazón y derrítala en el microondas o en baño maría.

6. Retire del congelador. Coloque una bomba congelada en un mondadientes e inmediatamente sumérjala en el chocolate derretido. Cubra bien. Colóquelo en un plato seguro del congelador forrado.

7. Congele de nuevo hasta que la cobertura de chocolate se endurezca.

Bombas de grasa de nuez con mantequilla de chocolate blanco

Preparación: 15 min	Total: 50 min	Porciones: 8

Ingredientes:

- 4 cucharadas de mantequilla
- 4 cucharadas de aceite de coco
- 1 taza de pacanas o nueces o avellanas, picadas
- 4 onzas de mantequilla de cacao
- 1/2 cucharadita de extracto de vainilla
- 4 cucharadas de eritritol en polvo
- Una gran pizca de sal
- Una gran pizca de Stevia

Instrucciones:

1. Añada la mantequilla, el aceite de coco y la mantequilla de cacao a una pequeña olla y colóquela a fuego lento.
2. Cuando los ingredientes estén derretidos, retire del fuego.
3. Añada la vainilla, la sal y la Stevia y mezcle.

4. Tome 8 moldes de silicona para cupcakes o moldes para dulces. Ponga unos cuantos trozos de nueces en cada uno.

5. Vierta la mezcla en cada molde.

6. Congele durante 30 minutos o hasta que esté listo y sirva.

Bombas de grasa de helados de menta y chispas de chocolate

Preparación: 7 min	Total: 10 min + tiempo de congelación	Porciones: 7

Ingredientes:

- 1/2 taza de queso mascarpone con toda la grasa o leche de coco con crema

- 1 onza de chocolate negro al 90 %, picado

- 2 1/2 cucharadas de eritritol en polvo o Swerve

- Gotas de Stevia líquidas al gusto (opcional)

- 1/2 cucharadita de extracto de menta o 2 cucharaditas de menta fresca, picada

Instrucciones:

1. Añada todos los ingredientes a la licuadora y bata hasta que esté suave. Transfiérelo a un tazón.

2. Añada unas 2 cucharadas de la mezcla en moldes circulares o pequeños moldes de muffins de silicona.

3. Congele hasta que esté listo.

Copas de hielo de fresa y albahaca

Preparación: 5 min	Total: 15 min + tiempo de congelación	Porciones: 5

Ingredientes:

- 6 cucharadas de queso crema
- 4 cucharadas de crema de leche de coco
- 2 cucharadas de mantequilla, sin sal, a temperatura ambiente
- 2 cucharadas de eritritol en polvo o Swerve
- Gotas de Stevia líquidas a gusto (opcional)
- Un puñado de hojas de albahaca fresca
- 1/2 taza de fresas frescas + extra para adornar
- 1/2 cucharadita de extracto de vainilla

Instrucciones:

1. Añada todos los ingredientes (excepto las fresas y la albahaca) a una licuadora y bata hasta que esté suave.

2. Retire la mitad de la mezcla y déjela a un lado.

3. A la otra mitad que está en la batidora, agregue las fresas y bata hasta que esté suave.

4. Divida la mezcla en 5 moldes para muffins de silicona.

5. Limpie la licuadora y añada la mezcla que se ha reservado. Añada las hojas de albahaca y mezcle hasta que esté suave.

6. Divida la mezcla y colóquela con una cuchara en los moldes para muffins que están encima de la capa de fresas.

7. Coloque encima rodajas finas de fresa.

8. Congele durante unas horas hasta que esté listo.

Copas de mantequilla de maní

Preparación: 5 min	Total: 15 min + tiempo de congelación	Porciones: 6

Ingredientes:

- 2 taza de crema batida pesada

- 1 taza de mantequilla de maní

- Jarabe de chocolate endulzado con Stevia para rociar.

Instrucciones:

1. Bata la mantequilla de maní y la crema batida.

2. Forre los moldes para muffins con papeles para cupcakes.

3. Llene el molde para muffins con la mezcla batida. Rocíe el jarabe de chocolate sobre él.

4. Congele hasta que esté listo y sirva.

Mudslide de Chocolate

Preparación: 5 min	Total: 10 min + tiempo de congelación	Porciones: 6

Ingredientes:

- 2 tazas de crema de leche
- 6 cucharadas de cacao, sin azúcar
- 1 taza de jarabe de chocolate endulzado con Stevia
- 1 taza de agua
- 2 cucharaditas de extracto de vainilla

Instrucciones:

1. Coloque una olla a fuego medio. Añada todos los ingredientes excepto la vainilla y deje que hierva.

2. Baje el fuego y cocine a fuego lento durante 5 minutos. Revuelva cada cierto tiempo.

3. Retírelo del fuego. Añada la vainilla y revuelva. Enfríe completamente.

4. Colóquelo en bandejas de hielo y congélelo.

Bombas de Tarta de Queso y Mora

Preparación: 10 min	Total: 15 min + tiempo de refrigeración	Porciones: 6

Ingredientes:

- 1 taza de queso crema, suavizado

- 1/2 taza de crema de leche

- 4 huevos

- 2 cucharaditas de jugo de limón

- 1 cucharadita de extracto de vainilla

- Sustituto de azúcar como la Stevia al gusto

- 1 taza de moras congeladas, descongeladas

- 1/2 taza de moras frescas

- Crema batida para servir

Instrucciones:

1. Coloque el queso crema, la crema espesa, los huevos, el jugo de limón, el extracto de vainilla, la Stevia y las moras congeladas en un recipiente apto para microondas. Bátalo bien hasta que esté suave.

2. Ponga en el microondas a alta temperatura durante 90 segundos, removiendo cada cierto tiempo.

3. Viértalo en moldes individuales para muffins.

4. Deje enfriar hasta que esté listo.

5. Sirva con moras frescas y crema batida.

Bombas de grasa de tarta de queso y fresa

Preparación: 5 min	Total: 10 min + tiempo de refrigeración	Porciones: 5

Ingredientes:

- 1 1/2 tazas de queso crema, a temperatura ambiente
- 1 taza de fresas, frescas o congeladas
- Rodajas de fresa para decorar
- 1/2 taza de mantequilla, picada en trozos pequeños, derretida
- 1 cucharada de extracto de vainilla
- 30 gotas de Stevia líquida o 4 cucharadas de eritritol

Instrucciones:

1. Añada la mantequilla derretida y el queso crema a un tazón y mezcle hasta que estén bien combinados.

2. Añada las fresas, la vainilla y la Stevia a la licuadora y licúe hasta que esté suave. Transferirlo al tazón de queso crema. Remueva bien.

3. Transfiera la mezcla a moldes para dulces o pequeños moldes para muffins.

4. Enfríe hasta que esté listo y sirva.

Muffins de queso con arándanos

Preparación: 5 min	Total: 10 min + tiempo de refrigeración	Porciones: 5

Ingredientes:

- 1 taza de queso crema
- 4 tazas de arándanos frescos
- 6 cucharadas de eritritol o edulcorante al gusto
- 4 tazas de crema batida espesa.

Instrucciones:

1. Añada todos los ingredientes, excepto la crema, a la licuadora y bata hasta que esté suave.
2. Transferirlo a un tazón. Añada la crema y mezcle suavemente.
3. Viértalo en los moldes para muffins y congélelo hasta que esté listo.
4. Retire los moldes del congelador 10 minutos antes de servir. Colóquelo en un plato y sirva.

5. Alternativamente, puede verter las bandejas de cubitos de hielo y congelarlas.

Bombas de grasa de tarta de queso de calabaza

Preparación: 5 min	Total: 10 min + tiempo de refrigeración	Porciones: 5

Ingredientes:

- 6 onzas de queso crema
- 1 taza de mantequilla, sin sal
- 1/2 taza de nueces, picadas + extra para la cobertura
- 1 taza de puré de calabaza
- 1 1/2 cucharadas de extracto de vainilla
- 8 cucharadas de Stevia o eritritol o al gusto
- 2 cucharaditas de canela molida
- 1/4 de cucharadita de sal
- 1 cucharadita de especias para pastel de calabaza

Instrucciones:

1. Forre un molde para pasteles con papel aluminio.

2. Coloque una olla a fuego medio-alto. Añada mantequilla. Revuelva y deje que la mantequilla se derrita.

3. Añada el puré de calabaza y continúe revolviendo.

4. Añada el resto de los ingredientes (excepto el extracto de vainilla) y bata hasta que esté suave.

5. Añada el extracto de vainilla y revuélvalo hasta que esté bien combinado.

6. Remueva del calor. Vierta la mezcla en el molde para pasteles forrado en papel aluminio.

7. Agregue nueces sobre él.

8. Colóquelo en el congelador durante al menos 8 horas.

9. Retire del congelador y deseche el papel aluminio.

10. Corte en cuadrados.

11. Sirva. Los que no se utilizan pueden ser colocados en un contenedor hermético. Congele el contenedor hasta su uso.

Mousse de mantequilla de maní

Preparación: 5 min	Total: 10 min + tiempo de refrigeración	Porciones: 6

Ingredientes:

- 3 cucharadas de mantequilla de maní

- 3/4 de taza de crema de leche

- 1 1/2 tazas de frambuesas

Instrucciones:

1. Mezcle todos los ingredientes en una licuadora hasta que esté suave. Transfiéralo a un tazón.

2. Alternativamente, puede verter en pequeños moldes para muffins de silicona.

3. Deje enfriar y sirva después.

Mousse de Arándanos

Preparación: 5 min	Total: 10 min + tiempo de refrigeración	Porciones: 12 - 14

Ingredientes:

- 3 tazas de arándanos
- 2 tazas de tofu firme, escurrido, desmenuzado
- 1 taza de queso mascarpone
- 1 taza de crema de leche
- 5 cucharadas de eritritol o edulcorante Swerve
- Chocolate oscuro sin leche, rayado para servir

Instrucciones:

1. Añada los arándanos a la licuadora y mezcle.

2. Añada el tofu y mezcle hasta que esté suave. Añada edulcorante, queso mascarpone y crema. Mezcle hasta que esté bien combinado.

3. Transfiera la mezcla a tazones individuales. Refrigere durante 3-4 horas antes de servir.

4. Sirva con guarnición de chocolate y algunos arándanos.

Bomba de grasa de mousse de lima

Preparación: 5 min	Total: 15 min + tiempo de refrigeración	Porciones: 8

Ingredientes:

- 2 tazas de crema de leche
- 4 onzas de queso crema
- 7-8 cucharadas de eritritol o edulcorante Swerve al gusto
- 2 cucharaditas de extracto de coco o de vainilla
- 1/2 taza de jugo de limón fresco
- Hojuelas de coco para adornar, sin endulzar (opcional)

Instrucciones:

1. Agregue el queso crema al tazón para mezclar y bata con una batidora eléctrica hasta que esté suave y cremoso.

2. Añada el eritritol y bata hasta que esté bien mezclado. Añada el jugo de limón y bata de nuevo.

3. Añada el extracto de coco y la crema de leche y bata hasta que se mezclen bien.

4. Transferir la mezcla en 8 tazones de postre individuales.

5. Adorne con hojuelas de coco.

6. Deje enfriar y sirva después.

Mousse de grasa de chocolate oscuro

Preparación: 5 min	Total: 15 min + tiempo de refrigeración	Porciones: 6

Ingredientes:

- 4 onzas de queso crema, suavizado
- 4 onzas de mantequilla, sin sal
- 6 onzas de crema pesada, batida
- 2 cucharadas de eritritol o edulcorante Swerve
- 2 cucharadas de cacao en polvo, sin azúcar

Instrucciones:

1. Añada la mantequilla y el eritritol al recipiente y bata con una batidora eléctrica hasta que esté suave.

2. Agregue el queso crema y bata hasta que esté bien mezclado. Luego, añada el cacao y bata hasta que esté suave.

3. Agregue la crema batida y mezcle bien.

4. Transfiera a 6 moldes de silicona y deje enfriar.

Crema de Chocolate y Mantequilla de Maní

Preparación: 10 min	Total: 15 min + tiempo de congelación	Porciones: 8

Ingredientes:

- 3 aguacates Hass grandes, pelados, sin semilla, picados
- 1/2 taza de mantequilla de maní, sin azúcar
- 1/2 taza de queso mascarpone
- 1/2 taza de cacao en polvo
- 20 gotas de Stevia líquida o al gusto (opcional)

Instrucciones:

1. Mezcle todos los ingredientes con la mantequilla de maní hasta que esté suave y cremoso.
2. Forrar los moldes para muffins con papeles de cupcakes. Viértalo en los moldes de muffins forrados.
3. Congele hasta que esté listo.

4. Retire del congelador 15 minutos antes de servir.

5. Quítelo del molde y sirva.

6. También puede servirlo frío si no le gusta congelado.

Bomba de grasa de helado de frambuesa

Preparación: 5 min	Total: 7 min + tiempo de congelación	Porciones: 6

Ingredientes:

- 3 tazas de crema batida espesa
- 1 1/2 tazas de frambuesas + extra para la guarnición
- Unas cuantas gotas de edulcorante de Stevia o cualquier otro edulcorante de su elección (opcional)

Instrucciones:

1. Añada todos los ingredientes a la licuadora. Mezcle hasta que esté suave.
2. Congele el helado durante 5-6 horas o hasta que esté listo.
3. Retire del congelador unos 30 minutos antes de servir.
4. Coloque el helado en copas para helado.
5. Adorne con frambuesas y sirva.

Bomba de grasa de helado de moca

Preparación: 2 min	Total: 5 min + tiempo de congelación	Porciones: 6

Ingredientes:

- 2 tazas de leche de coco
- 1 taza de crema de leche
- 1/4 taza de Eritritol
- 30 gotas de Stevia líquida
- 1/4 taza de cacao en polvo
- 2 cucharadas de café instantáneo
- 1/2 cucharadita de Goma Xantana

Instrucciones:

1. Mezcle todos los ingredientes (excepto la goma xantana) en un tazón. Con una batidora de palo, mezcle los ingredientes.
2. Añada la goma xantana poco a poco, mezclando continuamente.

3. Congele el helado durante 5-6 horas o hasta que esté listo. Retire del congelador unos 30 minutos antes de servir.

4. Ponga la cuchara en los tazones de postre.

5. Sirva añadiendo con un poco de café instantáneo.

Bomba de grasa de helado de arándanos

Preparación: 2 min	Total: 10 min + tiempo de congelación	Porciones: 6

Ingredientes:

- 3/4 taza de crema fraiche
- 3/4 de taza de arándanos, frescos o congelados
- 1 1/2 tazas de crema de leche
- 1 cucharada de proteína de vainilla en polvo
- 2 yemas de huevo

Instrucciones:

1. Bata la crema en un bol hasta que esté ligeramente esponjosa.
2. Bata la crema fraiche en otro recipiente más grande hasta que esté ligeramente esponjosa.
3. Añada la mayor parte de la crema batida. Agregue también la yema y la mayoría de los arándanos y bata bien.

4. Congele durante una hora o hasta que esté listo.

5. Coloque la mezcla en bol individuales. Añada la crema batida restante y coloque los arándanos restantes. Luego sirva.

Bomba de grasa de helado de crema de fresa

Preparación: 5 min	Total: 30 min + tiempo de congelación	Porciones: 12

Ingredientes:

Para el helado de vainilla:

- 2 tazas de crema de leche

- 2 cucharadas de vodka (opcional)

- 6 yemas de huevo grandes

- 2/3 taza de eritritol

- 1/4 de cucharadita de goma xantana (opcional)

- 1 cucharadita de extracto de vainilla

Para el helado de fresa:

- 2 tazas de fresas, en puré

Instrucciones:

1. Coloque una olla de fondo grueso a fuego lento. Añada la crema y el eritritol. Caliente hasta que el eritritol se disuelva. Retírelo del calor.

2. Añada los huevos al recipiente y bata con una batidora eléctrica hasta que duplique su volumen.

3. Añada unas 2 cucharadas de la crema caliente al huevo y bata constantemente. Repita este procedimiento hasta que se añada toda la crema. Añade la vainilla y bata de nuevo.

4. Añada el vodka y la goma de xantano y bata de nuevo. Deje enfriar completamente.

5. Congele el helado durante un par de horas. Revuelva la mezcla un par de veces más mientras se está congelando.

6. Retire el helado semi congelado del congelador.

7. En la parte superior, agregue el puré de fresa. Con un cuchillo, mezcle ligeramente hasta obtener un efecto de mixtura.

8. Congele el helado durante otras 5-6 horas o hasta que esté listo. Retire del congelador unos 30 minutos antes de servir.

9. Saque el helado y sirva.

10. Para hacer la bomba de grasa del helado de vainilla, omita los pasos 6 y 7. Congele hasta que esté listo.

Bombas de chocolate y mantequilla de maní

Preparación: 10 min	Total: 15 min + tiempo de congelación	Porciones: 8

Ingredientes:

- 4 aguacates Hass grandes, pelados, sin semilla y picados
- 1/2 taza de mantequilla de maní, sin azúcar
- 1/2 taza de cacao en polvo
- 20 gotas de Stevia líquida o al gusto (opcional)

Instrucciones:

1. Mezcle todos los ingredientes excepto la mantequilla de maní hasta que esté suave y cremoso.
2. Viértalo en un recipiente seguro para el congelador. Añada mantequilla de maní. Con un cuchillo, mezcle la mantequilla de maní.
3. Congele hasta que esté listo.
4. Retire del congelador 15 minutos antes de servir.

5. Saque el helado y sirva en tazones de postre individuales

Helado de mantequilla de maní con chispas de chocolate

Preparación: 10 min	Total: 30 min	Porciones: 10

Ingredientes:

- 1 taza de leche de almendra
- 1 taza de crema de leche
- 2 cucharadas de vodka (opcional)
- 6 yemas de huevo grandes
- 1/2 taza de eritritol
- 1/4 de cucharadita de goma xantana (opcional)
- 2 cucharaditas de extracto de vainilla
- 1 taza de mantequilla de maní
- 1 1/2 tazas de chispas de chocolate sin azúcar

Instrucciones:

1. Coloque una olla de fondo grueso a fuego lento. Añada leche, crema y eritritol. Caliente hasta que el eritritol se disuelva. Retírelo del calor.

2. Añada los huevos al recipiente y bata con una batidora eléctrica hasta que duplique su volumen.

3. Añada unas 2 cucharadas de la crema caliente al huevo y batir constantemente. Repita este procedimiento hasta que se añada toda la crema. Añada la vainilla y bata de nuevo.

4. Añada el vodka y la goma de xantano. Luego, bata de nuevo. Deje enfriar completamente.

5. Congele el helado durante un par de horas. Revuelva la mezcla un par de veces más mientras se está congelando.

6. Retire el helado semi congelado del congelador.

7. Añada las chispas de chocolate y bata bien. Añada mantequilla de maní y mezcle ligeramente.

8. Congele el helado durante otras 5-6 horas o hasta que esté listo. Retire del congelador unos 30 minutos antes de servir.

9. Saque el helado y sirva.

Coeur a la Creme

Preparación: 15 min	Total: 35 minutos + tiempo de enfriamiento	Porciones: 12

Ingredientes:

- 1 taza de crema de leche

- 8 onzas de queso crema

- 1/2 taza de crema agria, cultivada

- 1/2 taza de requesón pequeño

- 3 cucharadas de eritritol o edulcorante Swerve

- 1/4 de cucharadita de sal

- 2 cucharaditas de extracto de vainilla

Para servir:

- 1 taza de fresas, en rodajas

- 2 cucharadas de eritritol

Instrucciones:

1. Tome 8 moldes Coeur la creme de aproximadamente 3-4 pulgadas de tamaño (moldes en forma de corazón)
2. Tome 8 piezas cuadradas de manta de cielo, del tamaño de unas 10 x 10 pulgadas.
3. Sumerja los trozos de manta de cielo en agua y retírelos inmediatamente. Apriete el paño de agua. Debería estar húmedo.
4. Forre los moldes con esta manta. El paño restante debe caer del molde.
5. Para hacer Coeur: Añada el queso crema, el requesón y la crema agria a un procesador de alimentos y mezcle hasta que esté suave y cremoso.
6. Transferirlo a un tazón.
7. Añadir la nata, el eritritol, la vainilla y la sal a un bol y batir con una batidora eléctrica.
8. Bata hasta que se formen picos rígidos.
9. Añada esto en el bol de queso crema y dóblelo suavemente. Ponga la cuchara en los moldes. Cubrir los moldes con la parte de la tela que se está cayendo del molde.
10. Coloque los moldes llenos en un recipiente para hornear.

11. Deje enfriar durante al menos 5-6 horas.

12. Mientras tanto, agregue eritritol a las fresas y revuelva para triturarlas ligeramente. Déjelo reposar a un lado por un tiempo.

13. Desenvuelva la tela e invierta en un plato.

14. Ponga unas fresas endulzadas encima y sirva.

Nube de manzanas y Albaricoque

Preparación: 5 min	Total: 15 min + tiempo de refrigeración	Porciones: 20

Ingredientes:

- 32 onzas de salsa de manzana-albaricoque, sin azúcar
- 3 tazas de crema de leche
- 4 cucharadas de eritritol o edulcorante Swerve

Instrucciones:

1. Añada la crema y el eritritol al recipiente y bata con una batidora eléctrica hasta que se formen picos firmes.
2. Añada la salsa de manzana y albaricoque; y mezcle suavemente.
3. Forre una bandeja para hornear con papel aluminio. Coloque la mezcla en la bandeja para hornear.
4. Deje enfriar y sirva después.

Nubes de queso crema

Preparación: 5 min	Total: 15 min + tiempo de refrigeración	Porciones: 12

Ingredientes:

- 1/4 taza de mantequilla, sin sal, derretida
- 4 onzas de queso crema, derretido
- 1/4 de cucharadita de extracto de vainilla
- 1/4 de taza de Splenda o eritritol granulado

Instrucciones:

1. Añada la crema y el Splenda al recipiente y bata con una batidora eléctrica hasta que se formen burbujas.
2. Coloque la mezcla en un molde cuadrado.
3. Deje enfriar y sirva después.

Bombas de Nutella Keto

Preparación: 10 min	Total: 55 min + tiempo de refrigeración	Porciones: 24

Ingredientes:

- 4 tazas de avellanas

- 1 taza de eritritol

- 1/2 taza de cacao en polvo, sin azúcar

- 1/2 taza de crema de leche

- 1/2 cucharadita de sal

- 2 cucharadas de aceite de coco o mantequilla

- 1/2 taza de agua

- 2 cucharaditas de extracto de vainilla

Instrucciones:

1. Esparza las avellanas en una bandeja de horno en una sola capa.

2. Hornee las avellanas en un horno precalentado a 425°F durante unos 12 a 15 minutos o hasta que esté marrón (la cascara estará casi marrón oscuro cuando esté hecha).

3. Retire del horno y deje enfriar.

4. Extienda una toalla de cocina húmedo en su área de trabajo. Esparza las avellanas tostadas sobre la mitad de la toalla. Cubrir con la otra mitad de la toalla y frote durante un tiempo hasta que la piel se despegue.

5. Transfiera las avellanas a su procesador de alimentos y mezcle durante un par de minutos. Debe tener una consistencia de mantequilla de maní.

6. Añada el resto de los ingredientes y mezcle hasta que esté suave.

7. Forre los moldes para muffins con papel para cupcakes. Con una cuchara, vierta aproximadamente 2 cucharadas de Nutella en cada una.

8. Deje enfriar y sirva.

Postre cremoso de mantequilla de maní

Preparación: 5 min	Total: 10 min + tiempo de refrigeración	Porciones: 4

Ingredientes:

- 6 cucharadas de mantequilla de maní, sin sal
- Edulcorante de su elección
- 1/2 taza de crema batida
- 1 cucharada de cacao en polvo

Instrucciones:

1. Divida la mantequilla de maní y colóquela en 4 moldes individuales (aproximadamente 1 1/2 cucharadas)
2. Espolvoree endulzante sobre él.
3. Coloque un poco de crema sobre la mantequilla de maní.
4. Espolvoree el polvo de cacao sobre la crema.
5. Divida la crema restante (si es que queda) entre los tazones.
6. Deje enfriar y sirva después.

Panna Cotta de frambuesa

Preparación: 10 min	Total: 20 minutos + tiempo de refrigeración	Porciones: 8

Ingredientes:

- 2 tazas de leche de almendras, sin azúcar
- 2 tazas de crema de leche
- 2 sobres de gelatina sin sabor
- 1/2 taza de eritritol o edulcorante Swerve
- 1 taza de mermelada de frambuesa sin azúcar
- 2 cucharadas de jugo de limón fresco
- 2 cucharaditas de extracto de vainilla
- Frambuesas para adornar

Instrucciones:

1. Coloque una olla a fuego lento. Añada la crema de leche y la leche de almendras; y luego revuelva.

2. Añada el eritritol y la gelatina; y colóquelo al fuego hasta que la mezcla esté caliente. No hierva. Bata hasta que el edulcorante se disuelva.

3. Retire la mezcla del calor. Añada la vainilla y el jugo de limón y revuelva. Viértalo en 8 moldes engrasados.

4. Cubra con film transparente y deje enfriar durante al menos 4-5 horas.

5. Para servir: Pasa un cuchillo por todos los bordes de la panna Cotta e inviértelo en un plato.

6. Corte en rodajas y sirva adornado con frambuesas.

Bomba de grasa de pudín con chispas de chocolate

Preparación: 5 min	Total: 10 min + tiempo de refrigeración	Porciones: 6

Ingredientes:

- 16 onzas de queso crema, suavizado

- 8 onzas de crema batida espesa

- 8-10 gotas de Stevia líquida o cualquier otro edulcorante artificial al gusto

- 2 onzas de chocolate negro, finamente picado

Instrucciones:

1. Bata todos los ingredientes hasta que estén suaves.

2. Viértalo en tazones de postre individuales.

3. Deje enfriar hasta que esté listo y sirva después.

Bomba de grasa de tarta de queso y limón

Preparación: 2 min	Total: 5 min + tiempo de refrigeración	Porciones: 4

Ingredientes:

- 12 onzas de queso crema ablandado
- 3/4 de taza de crema de leche
- 6-7 paquetes de edulcorante artificial
- 1 cucharadita de extracto de limón

Instrucciones:

1. Mezcle todos los ingredientes hasta que estén suaves y viértalos en tazones de postre individuales.
2. Deje enfriar y sirva después.

Parfaits de Pudín de Crema de Vainilla

Preparación: 10 min	Total: 17 min + tiempo de refrigeración	Porciones: 8

Ingredientes:

- 2 latas (14,5 onzas cada una) de leche de coco entera, refrigerada
- 2 cucharaditas de extracto de vainilla
- 20 gotas de Stevia líquida
- 1/2 taza de nueces, picadas
- 1 1/2 tazas de berries frescas de su elección
- Canela molida para adornar

Instrucciones:

1. Para hacer crema de vainilla: Vierta la leche de coco en el tazón de su batidora. Añada la Stevia y el extracto de vainilla. Bátalo hasta que esté bien combinado.

2. Añada las berries y las nueces a un tazón. Mezcle bien.

3. Tome 8 vasos de Parfaits. Añada unas 3 cucharadas de crema de vainilla en cada uno de los vasos.

4. Utilice aproximadamente la mitad de la mezcla de berries y coloque una capa sobre la crema de vainilla.

5. La siguiente capa con el resto de la crema de vainilla seguida de la mitad restante de la mezcla de berries.

6. Espolvoree canela molida por encima

7. Deje enfriar y sirva.

Bombas de grasa de arándanos

Preparación: 10 min	Total: 17 min + tiempo de refrigeración	Porciones: 8

Ingredientes:

- 1 3/4 tazas de arándanos
- 1 1/4 taza de aceite de coco
- 8 onzas de mantequilla
- 1/2 taza de crema de coco
- 8 onzas de queso crema, derretido, a temperatura ambiente
- Stevia o eritritol al gusto

Instrucciones:

1. Añada todos los ingredientes a una licuadora y mezcle hasta que se logre la consistencia deseada.
2. Coloque los moldes de silicona para dulces en una bandeja de hornear. Vierta la mezcla en la bandeja.

3. Congele hasta que esté listo.

4. Retire de los moldes y sirva.

Bombas de grasa de mantequilla

Preparación: 5 min	Total: 17 min + tiempo de refrigeración	Porciones: 12

Ingredientes:

- 2 barras de mantequilla

- 16 onzas de mantequilla de coco cruda

- 16 onzas de mantequilla de almendra

- 2 barras de 85% de chispas de chocolate negro o chocolate normal

- 4 cucharadas de mantequilla para hacer ganache

- 4 cucharadas de eritritol o al gusto (opcional)

- Nueces tostadas (opcional)

- Arándanos secos o cualquier otra fruta seca baja en carbohidratos

Instrucciones:

1. Añada la barra de mantequilla, la mantequilla de almendra y la mantequilla de coco a un recipiente apto para microondas.

2. Ponga todas las mantequillas en el microondas a alta temperatura por un par de minutos hasta que se derrita.

3. Retire del microondas y revuelva hasta que estén bien mezcladas. Agregue edulcorante si lo desea y siga mezclando.

4. Vierta la mezcla en pequeños moldes para muffins o moldes para chocolate.

5. Deje enfriar completamente hasta que se endurezca.

6. Mientras tanto haga ganache de la siguiente manera: Añada el chocolate y 4 cucharadas de mantequilla en un recipiente apto para microondas.

7. Ponga la mezcla en el microondas durante un minuto o hasta que se derrita. Retire del microondas y mezcle. Deje que se enfríe unos minutos.

8. Retire las bombas frías del refrigerador.

9. Forre una bandeja para hornear con papel aluminio.

10. Sumerja la bomba fría en el chocolate derretido y colóquela en la bandeja de hornear.

11. Deje enfriar hasta que el chocolate se endurezca y sirva.

Barras de grasa energética

Preparación: 10 min	Total: 15 min + tiempo de refrigeración	Porciones: 12

Ingredientes:

- 4 cucharadas de harina de coco
- 6 cucharadas de semillas de chía negra, ligeramente tostadas
- 1 taza de copos de coco, sin azúcar
- 3/4 taza de crema batida pesada, dividida
- 4 cucharadas de mantequilla de almendras o cualquier otra mantequilla de nueces de su elección
- 2 cucharadas de eritritol o cualquier otro edulcorante al gusto
- 1/2 cucharadita de saborizante de arce
- 2 cucharadas de aceite MCT
- 1 cucharadita de especias para pastel de calabaza

Instrucciones:

1. Coloque una olla a fuego medio. Añada 1/2 taza de crema y eritritol y revuelva. Caliente hasta que salga burbujas y retire del fuego. Deje enfriar durante 10 minutos.

2. Añada mantequilla de almendra, aceite, 2 cucharadas de crema, saborizante de arce y especias para pastel de calabaza. Mezcle bien.

3. Coloque una olla a fuego medio. Añada las semillas de chía, las hojuelas de coco y la harina de coco y tuéstelo hasta que empiece a tomar un color dorado.

4. Retírelo del calor. Transfiéralo a la olla de la crema. Añada la crema restante y revuelva.

5. Transfiera toda la mezcla a una bandeja para hornear forrada. Deje enfriar durante unos 30 minutos o hasta que esté listo.

6. Corte en rectángulos y sirva.

Caramelos de chocolate y coco

Preparación: 10 min	Total: 15 min + tiempo de refrigeración	Porciones: 10 mini tazas

Ingredientes:

Para los caramelos de coco:

- 1/4 taza de aceite de coco

- 1/4 taza de coco rallado, sin azúcar

- 1/4 de taza de mantequilla de coco

- 1 1/2 cucharadas de edulcorante Swerve o cualquier otro edulcorante de su elección

Para la cobertura de chocolate:

- 0.5 onzas de chocolate, sin endulzar

- 0.75 onzas de mantequilla de cacao

- 2 cucharadas de cacao en polvo, sin azúcar

- 2 cucharadas de edulcorante Swerve

- 1/4 de cucharadita de extracto de vainilla

Instrucciones:

1. Forre mini moldes para muffins con mini forros de papel.

2. Añada el aceite y la mantequilla de coco a una olla pequeña y colóquela a fuego lento para que se derrita. Revuelva.

3. Añada el coco rallado y el edulcorante y mezcle bien.

4. Viértelo en el molde para muffins.

5. Congele durante unos 30 minutos o hasta que esté firme.

6. Para la cobertura de chocolate: Coloque la mantequilla de cacao y el chocolate en un recipiente a prueba de calor. Coloque el bol en una olla y caliente hasta que el chocolate se derrita.

7. Añada el edulcorante y el cacao; y mezcle bien.

8. Retírelo del calor. Deje que se enfríe durante 5 minutos. Añada la vainilla y revuelva.

9. Vierta la mezcla sobre las tazas de coco refrigeradas.

10. Deje enfriar nuevamente hasta que se endurezca y sirva.

Trufas de mantequilla de maní y chocolate sin hornear

Preparación: 5 min	Total: 2 horas.	Porciones: 6

Ingredientes:

- 2 cucharadas de mantequilla, derretida
- 1/2 taza de mantequilla de maní
- 3 onzas de chispas de chocolate sin azúcar
- 3/4 taza de eritritol en polvo

Instrucciones:

1. Añada la mantequilla de maní, la mantequilla y el eritritol a un bol y mézclelo bien. Si encuentra la mezcla demasiado acuosa, refrigérela durante 30 minutos.
2. Divida la mezcla en 6 partes y forme cada una de ellas en bolas. Colóquelo en una bandeja de hornear forrada.
3. Deje enfriar durante unos 45 minutos.
4. Mientras tanto, coloque los trozos de chocolate en un recipiente para microondas y cocínelos en hasta que se derritan.

5. Ahora sumerja las bolas en el chocolate derretido. Retire con una cuchara especial y colóquela de nuevo en la bandeja de hornear forrada.

6. Deje enfriar hasta que la cobertura de chocolate se endurezca y sirva.

Trufas de frambuesa y queso sin hornear

Preparación: 5 min	Total: 3 horas.	Porciones: 8

Ingredientes:

- 4 onzas de queso crema, suavizado, a temperatura ambiente
- 1 cucharada de crema de leche
- 2 cucharadas de aceite de coco, derretido
- 1/4 de taza de edulcorante Swerve o eritritol
- 1/2 cucharadita de Stevia con sabor a vainilla
- 1 1/2 cucharaditas de extracto de frambuesa
- 3/4 de taza de chispas de chocolate sin azúcar, derretido
- Unas pocas gotas de colorante de alimento color rojo

Instrucciones:

1. Añada el queso crema y el edulcorante al recipiente y bata con una batidora eléctrica hasta que esté suave.
2. Añada la crema, la Stevia, la sal, el extracto de frambuesa y el colorante de alimento y bata de nuevo.

3. Añada el aceite y mezcle hasta que esté bien combinado. Ponga el tazón en el refrigerador y déjelo ahí durante una hora.

4. Forre una bandeja para hornear con papel aluminio. Coloque cucharadas o cucharadas pequeñas de la mezcla en la bandeja para hornear. Debería hacer alrededor de 24 bolas.

5. Congele durante una hora.

6. Sumerja las bolas congeladas en el chocolate derretido. Colóquelo en la bandeja para hornear.

7. Deje enfriar hasta que el chocolate se endurezca y sirva.

Bombas de grasa de sésamo y coco

Preparación: 5 min	Total: 30 min + tiempo de refrigeración	Porciones: 16 bombas de grasa

Ingredientes:

Por las trufas:

- 1/2 taza de mantequilla de coco

- 1/2 taza de aceite de coco firme, refrigerado si es necesario

- 1/4 de taza de leche de coco con toda la grasa, refrigerada durante la noche

- 1/8 de cucharadita de canela molida

- 1/4 de cucharadita de té verde Matcha en polvo

- 1/2 cucharadita de extracto de vainilla

- 1/8 de cucharadita de sal del Himalaya

Para la cobertura:

- 1/2 cucharada de semillas de sésamo

- 1/2 taza de coco finamente rallado, sin azúcar

- ¼ taza de semillas de amapola

Instrucciones:

1. Para hacer trufas: Añada todos los ingredientes de la trufa a un bol de mezcla. Bata con una batidora eléctrica hasta que esté ligero y cremoso.

2. Déjelo enfriar durante una hora.

3. Mientras tanto, mezcle los ingredientes de la cobertura en un recipiente.

4. Retire la mezcla fría. Saque 16 cucharadas pequeñas de la mezcla con una pequeña cucharada de helado.

5. Enrolle en forma redonda. Combine las bolas en la mezcla de la cobertura y colóquelas en un recipiente hermético. Deje enfriar hasta su uso.

6. Retire del refrigerador unos 15 minutos antes de comer.

Bomba de grasa de chocolate y almendras

Preparación: 5 min	Total: 20 minutos + tiempo de refrigeración	Porciones: 25 bombas de grasa

Ingredientes:

- 2 tazas de aceite de coco

- 25 almendras enteras

- 2 tazas de mantequilla de almendra

- 1/2   harina de coco

- 1 taza de cacao en polvo, sin azúcar

- Gotas de Stevia al gusto

Instrucciones:

1. Coloque una olla a fuego medio. Añada mantequilla de almendra y aceite de coco. Caliente hasta que se derrita. Revuelva y añada el resto de los ingredientes.

2. Retire del calor y deje enfriar.

3. Divídalo en 25 porciones.

4. Coloque una almendra en cada porción en el centro y dele forma de bola.

5. Deje enfriar y sirva.

Bombas de mantequilla de almendra

Preparación: 5 min	Total: 15 min + tiempo de congelación	Porciones: 10 bombas de grasa

Ingredientes:

- 4 cucharadas de mantequilla de almendra
- 4 cucharadas de aceite de coco
- 1/2 cucharadita de canela molida
- Eritritol o edulcorante Swerve al gusto

Instrucciones:

1. Coloque todos los ingredientes en un recipiente a resistente al calor.
2. Coloque el tazón en la caldera y caliente hasta que se derrita.
3. Viértalo en 10 moldes de silicona o haga moldes circulares de los mismos.
4. Congele y sirva.

Bombas de grasa de menta

Preparación: 5 min	Total: 15 min + tiempo de refrigeración	Porciones: 12 bombas de grasa

Ingredientes:

- 4 cucharadas de cacao en polvo, sin azúcar

- 9 onzas de aceite de coco, derretido

- 1/2 cucharadita de extracto de menta

- 2 cucharadas de eritritol granulado o edulcorante Swerve

Instrucciones:

1. Mezcle el aceite, el edulcorante y el extracto de menta.

2. Reserve la mitad de esta mezcla.

3. Vierta la otra mitad en 12 pequeños moldes de silicona. Deje enfriar hasta que se endurezca.

4. Añada el cacao en polvo a la mezcla que se ha reservado.

5. Retire los moldes de la nevera. Vierta la mezcla de cacao sobre ella.

6. Deje enfriar hasta que se endurezca y sirva.

Bombas de grasa de coco

Preparación: 5 min	Total: 10 min + tiempo de refrigeración	Porciones: 20 bombas de grasa

Ingredientes:

- 5.2 onzas de aceite de coco, derretido

- 5.2 onzas de mantequilla de coco, suavizada,

- 3 cucharaditas de eritritol en polvo o edulcorante Swerve o al gusto

- 1.6 onzas de coco finamente desmenuzado

Instrucciones:

1. Añada todos los ingredientes a un bol y mézclelos bien.

2. Transfiera a las bandejas de cubitos de hielo o a 20 pequeños moldes de silicona.

3. Deje enfriar y sirva.

Bombas de grasa de huevo de Pascua

Preparación: 30 min	Total: 50 min + tiempo de refrigeración	Porciones: 20 bombas de grasa

Ingredientes:

- 1/2 taza de chispas de chocolate negro sin azúcar
- 3 tazas de harina de almendra
- 1/2 cucharadita de sal marina
- 3/4 taza de aceite de coco
- 1 1/2 cucharaditas de extracto de vainilla
- 12-15 gotas de Stevia líquida

Para la cobertura:

- Unas gotas de colorante de alimento natural con temática de Pascua.
- 3/4 taza de mantequilla de coco, derretida

Instrucciones:

1. Forre una bandeja grande para hornear con papel aluminio.

2. Añada harina de almendras, aceite de coco, extracto de vainilla, Stevia y sal a un procesador de alimentos. Mezcle hasta que esté bien combinado. Transfiéralo a un tazón.

3. Añada las chispas de chocolate y mezcle suavemente.

4. Dividir la mezcla en 20 porciones. Forma cada porción en un huevo usando sus manos. Colóquelo en la bandeja de hornear.

5. Coloque la bandeja para hornear en el congelador y deje enfriar hasta que se endurezca.

6. Mientras tanto, haga la cobertura de la siguiente manera: Divida la mantequilla derretida en 2 tazones.

7. A un tazón, añada unas gotas de colorante para alimentos y deje el otro tazón tal como está.

8. Agregue los huevos en el tazón plano y colóquelo en otra bandeja para hornear forrada.

9. Añada la mantequilla de color a una bolsa ziploc. Corte un poco de la punta de la bolsa ziploc y corte en la otra parte de los huevos.

10. Deje enfriar por una hora y sirva. La mezcla que no se utilice puede estar congelada hasta un mes.

Bombas de grasa de coco y canela

Preparación: 5 min	Total: 10 min + tiempo de refrigeración	Porciones: 20 bombas de grasa

Ingredientes:

- 2 tazas de leche de coco en lata, llena de grasa

- 2 tazas de coco finamente rallado

- 2 tazas de mantequilla de coco o de almendra

- 1 cucharadita de canela molida

- 1 cucharadita de nuez moscada molida

- Eritritol o Stevia a gusto

- 2 cucharaditas de extracto de vainilla

Instrucciones:

1. Añada todos los ingredientes (excepto el coco rallado) en un recipiente resistente al calor.

2. Coloque el tazón en una caldera doble. Caliente hasta que la mezcla esté bien combinada.

3. Retire del fuego y deje enfriar durante unos 30 minutos o hasta que esté lo suficientemente suave como para formar bolas.

4. Divida la mezcla en 20 porciones. Forme cada uno en una bola. Combine las bolas en el coco rallado.

5. Colóquelo en una bandeja para hornear forrada.

6. Deje enfriar hasta que se endurezca y sirva.

Bomba de grasa de vainilla

Preparación: 5 min	Total: 10 min + tiempo de refrigeración	Porciones: 12 bombas de grasa

Ingredientes:

- 16 onzas de queso crema, calentado
- Una pizca de sal
- 1 taza de eritritol o edulcorante Swerve
- 1 taza de crema batida espesa
- 2 cucharaditas de extracto de vainilla
- 1 cucharadita de semillas de sésamo
- 1 cucharadita de semillas de amapola

Instrucciones:

1. Añada todos los ingredientes excepto la crema batida a un procesador de alimentos. Ponga el procesador en velocidad media.

2. Mientras el procesador de alimentos está funcionando, rocíe lentamente la crema en él y bátala hasta que esté cremosa.

3. Transfiera la mezcla a los moldes de silicona.

4. Combine las bolas en la mezcla para la cubierta y colóquelas en un recipiente hermético.

5. Deje enfriar y sirva después.

Bombas de grasa de chocolate de macadamia fudgy

Preparación: 5 min	Total: 10 min + tiempo de refrigeración	Sirviendo: 12 bombas de grasa

Ingredientes:

- 8 onzas de nueces de macadamia, picadas
- 4 onzas de mantequilla de cacao
- 4 cucharadas de Swerve o eritritol
- 4 cucharadas de cacao, sin azúcar
- 1/2 taza de crema espesa o aceite de coco

Instrucciones:

1. Añada la mantequilla de cacao a recipiente resistente al calor.
2. Coloque el tazón en una caldera doble. Caliente hasta que se derrita. Añada el cacao y el edulcorante y revuelva hasta que estén bien combinados.
3. Retírelo del fuego y añada las nueces de macadamia y revuelva.
4. Añada la crema y mezcle bien.

5. Viértalo en los moldes de silicona y deje enfriar durante unos 30 minutos o hasta que se endurezca y sírvalo.

Bombas de grasa de pan de canela

Preparación: 5 min	Total: 10 min + tiempo de refrigeración	Porciones: 4 barras grandes

Ingredientes:

- 1/4 de cucharadita de canela en polvo

- 1 taza de crema de coco, cortada en trozos

Para el primer glaseado:

- 2 cucharadas de mantequilla de almendra

- 2 cucharadas de aceite de coco extra virgen, endurecido

Para el segundo glaseado:

- 1 cucharadita de canela molida

- 2 cucharadas de mantequilla de almendra

Instrucciones:

1. Añada la crema de coco y la canela en un bol. Mezcle bien con las manos. Transfiéralo a un molde forrado para pan.

2. Para hacer el primer glaseado: Añada el aceite de coco y la mantequilla de almendra a una sartén y bata bien.

3. Ponga esto sobre la mezcla de crema de coco en el molde para pan. Congelar durante unos 10 minutos.

4. Mientras tanto, bata la mantequilla de almendra y la canela hasta que esté suave.

5. Ponga esto sobre el primer glaseado.

6. Deje congelar un poco más de tiempo.

7. Corte y sirva.

Bombas de grasa de chocolate y frambuesa

Preparación: 5 min	Total: 10 min + tiempo de refrigeración	Porciones: 12

Ingredientes:

- 6 cucharadas de aceite de coco
- 10 cucharadas de mantequilla
- 4 cucharadas de jarabe de frambuesa sin azúcar
- 4 cucharadas de cacao en polvo

Instrucciones:

1. Añada todos los ingredientes a una olla y coloque la olla a fuego lento.
2. Caliente hasta que los ingredientes se hayan derretido.
3. Retírelo del calor. Deje enfriar un poco.
4. Vierta en los moldes.
5. Congele y sirva.

Bomba de grasa de chocolate y almendras

Preparación: 5 min	Total: 10 min + tiempo de refrigeración	Porciones: 18

Ingredientes:

- ¾ taza de aceite de coco
- ¾ taza de mantequilla de almendra
- 5 cucharadas de crema batida espesa
- 4 ½ cucharadas de cacao, sin azúcar
- 1 cucharadita de extracto de vainilla
- 3 cucharadas de eritritol o edulcorante Swerve
- Una pizca de sal
- ¼ choco chips

Instrucciones:

1. Coloque una olla a fuego lento. Añada mantequilla de almendra y aceite de coco. Caliente hasta que se derrita.

2. Añada el resto de los ingredientes y revuelva.

3. Retírelo del fuego y vierta en el molde para muffins que está forrado con especial.

4. Adorne con trozos de chocolate

5. Congele durante unos 15-20 minutos o hasta que se endurezca.

Bombas apiladas de chocolate y nueces

Preparación: 5 min	Total: 15 min + tiempo de refrigeración	Porciones: 18

Ingredientes:

- 1 ¼ tazas de aceite de coco, derretido
- 1/3 taza de mantequilla de maní
- 1/3 taza de cacao en polvo, sin azúcar
- Splenda líquida al gusto
- Nueces de su elección para decorar

Instrucciones:

1. Divida el aceite de coco derretido en 3 tazones.

2. En el primer tazón, agregue el cacao en polvo y un poco de Splenda y revuelva.

3. En el segundo tazón, agregue la mantequilla de maní y un poco de Splenda y revuelva.

4. En el tercer tazón, agregue un poco de Splenda y revuelva.

5. Tome 18 moldes pequeños para muffins. Divida y vierta la mezcla de chocolate en los moldes para muffins.

6. Deje enfriar hasta que esté listo.

7. A continuación, vierta la mezcla de mantequilla de maní sobre la capa de chocolate. Deje enfriar de nuevo en el refrigerador hasta que esté listo.

8. A continuación, añada la mezcla de Splenda sobre la capa de chocolate.

9. Vuelva a enfriar de nuevo hasta que esté listo.

Bombas de grasa de chocolate

Preparación: 5 min	Total: 15 min + tiempo de congelación	Porciones: 10

Ingredientes:

- 1/4 taza de aceite de coco

- 1/4 de taza de mantequilla de maní

- 1/4 de taza de mantequilla

- 1/2 taza de chispas de chocolate oscuro, sin azúcar

Instrucciones:

1. Añada todos los ingredientes en un recipiente apto para microondas.

2. Ponga en el microondas hasta que la mezcla se derrita. Revuelva un par de veces mientras se derrite.

3. Vierta la mezcla en bandejas de cubitos de hielo.

4. Congele y sirva.

Regalo por el día de San Valentín

Preparación: 2 min	Total: 7 min + tiempo de congelación	Porciones: 8

Ingredientes:

- 4 onzas de mantequilla de almendra
- 4 onzas de aceite de coco
- 1 onza de jarabe de vainilla sin azúcar
- 2 onzas de queso crema
- 4 onzas de chocolate negro 85 %.
- 2 cucharaditas de cacao en polvo
- 12-15 gotas de Stevia

Instrucciones:

1. Añada todos los ingredientes excepto la mantequilla de almendra a un recipiente apto para microondas.

2. Ponga el recipiente en el microondas durante 30 segundos y mezcle. Póngalo unos segundos más si el chocolate no está bien derretido.

3. Vierta la mitad de la mezcla en 8 moldes de silicona.

4. Añada una gota de mantequilla de almendra en el centro de cada molde.

5. Vierta la mezcla restante sobre ella.

6. Congele hasta que esté listo.

7. Retírelo del congelador y colóquelo en el refrigerador hasta que sirva.

Bombas de grasa de coco y chocolate

Preparación: 5 min	Total: 20 min + tiempo de congelación	Porciones: 20 bombas de grasa

Ingredientes:

- 2 tazas de leche de coco en lata, llena de grasa
- 2 tazas de coco finamente rallado
- 2 tazas de mantequilla de coco o de almendra
- 4 cucharadas de cacao en polvo, sin azúcar
- Eritritol o Stevia a gusto
- 2 cucharaditas de extracto de vainilla
- 8 gotas de extracto de menta (opcional)

Instrucciones:

1. Añada todos los ingredientes excepto el coco rallado en un recipiente resistente al calor.

2. Coloque el tazón en una caldera doble. Caliente hasta que la mezcla esté bien combinada.

3. Retire del fuego y deje enfriar durante unos 30 minutos o hasta que esté lo suficientemente suave como para formar bolas.

4. Divida la mezcla en 20 porciones. Forme cada uno en forma de bola. Combine las bolas con el coco rallado.

5. Colóquelo en una bandeja para hornear forrada.

6. Deje enfriar hasta que se endurezca y sirva.

Bombas de grasa fáciles de limón

Preparación: 5 min	Total: 15 min + tiempo de congelación	Porciones: 5

Ingredientes:

- 2 cucharadas de aceite de coco extra virgen, suavizado, a temperatura ambiente
- 3.5 onzas de mantequilla de coco, ablandada, a temperatura ambiente
- 10 gotas de Stevia o al gusto o 2 cucharadas de eritritol
- 1 cucharada de jugo de limón
- 1 cucharadita de cáscara de limón, rallada
- Una pizca de sal rosa del Himalaya

Instrucciones:

1. Mezcle todos los ingredientes. Viértalo en los moldes de silicona o en cualquier otro molde que desee.

2. Deje enfriar hasta que se endurezca.

3. Refrigere hasta que desee servir.

Bomba de grasa de pastel de manzana y caramelo

Preparación: 5 min	Total: 10 min + tiempo de congelación	Porciones: 16

Ingredientes:

- 2 latas (5.4 onzas cada una) de crema de coco
- 4 cucharadas de aceite de coco
- 1 taza de mantequilla de coco
- 4 manzanas verdes medianas, peladas, sin corazón y en rodajas
- 2 cucharaditas de canela molida
- 40 gotas de Stevia de tofe inglés
- Una gran pizca de sal marina

Instrucciones:

1. Coloque una sartén a fuego medio. Añada aceite de coco. Agregue las manzanas y cocine hasta que estén suaves.

2. Añada canela y mezcle bien.

3. Retire del fuego y deje enfriar un poco.

4. Añada a la licuadora el resto de los ingredientes.

5. Vierta en 16 pequeños moldes de silicona para muffins.

6. Congele y sirva.

Bombas de grasa de pastel de calabaza

Preparación: 5 min	Total: 10 min + tiempo de congelación	Porciones: 12

Ingredientes:

- 1 taza de coco rallado largo, sin azúcar
- 2 cucharadas de colágeno alimentado con pasto
- 1/4 taza de aceite de coco
- 6 cucharadas de puré de calabaza, sin azúcar, caliente
- 1/8 cucharaditas de sal de roca del Himalaya rosa
- 3/4 de cucharadita de jengibre molido
- 1/2 cucharada de canela molida
- Una pizca de clavos molidos
- 1/4 de cucharadita de extracto de vainilla
- 10-12 gotas de Stevia

Instrucciones:

1. Coloque un molde para muffins de silicona de 12 unidades en una bandeja para hornear.

2. Añada el coco, el aceite de coco, la Stevia y la sal a un procesador de alimentos y mezcle hasta que esté suave.

3. Retire aproximadamente 1/4 de la mezcla de la licuadora y déjelo a un lado.

4. Añada los ingredientes restantes a la licuadora y licua hasta que esté suave.

5. Retire de la licuadora y transfiera a los moldes para muffins de silicona. Presione ligeramente para que se asiente en la parte inferior.

6. Con una cuchara, coloque la mezcla que se puso a un lado sobre la mezcla de calabaza.

7. Coloque la bandeja para hornear en el congelador y déjelo ahí hasta que se endurezca.

Bombas de grasa de chocolate de naranja y nuez

Preparación: 5 min	Total: 15 min + tiempo de refrigeración	Porciones: 10

Ingredientes:

- 2.2 onzas de chocolate 85% negro.

- 2/3 taza de nueces, picadas

- 2 cucharadas de aceite de oliva virgen extra

- 1/2 cucharadita de canela molida

- 1 cucharadita de cáscara de naranja fresca, finamente picada

- 1/2 cucharadita de extracto de naranja

- 8 gotas de Stevia o cualquier otro edulcorante de su elección

Instrucciones:

1. Coloque el chocolate, el aceite de coco y la canela en un recipiente resistente al calor. Coloque el tazón en una caldera doble.

2. Caliente hasta que el chocolate se derrita.

3. Añada la Stevia y mezcle bien. Retírelo del calor.

4. Añada las nueces, el extracto de naranja y la cáscara de naranja y mezcle bien.

5. Viértalo en moldes de silicona o en el molde que desee.

6. Déjelo enfriar hasta que esté duro.

Bombas de grasa Keto Mounds

Preparación: 5 min	Total: 15 min + tiempo de refrigeración	Porciones: 12

Ingredientes:

Para el molde en forma de bola:

- 1 taza de coco rallado, sin azúcar

- 2 cucharadas de mantequilla, derretida

- 2 cucharadas de aceite de coco

- Stevia al gusto

- 1/4 de cucharadita de extracto de vainilla

Para la cubierta:

- 1/2 taza de chocolate negro, sin azúcar

- Gotas de Stevia al gusto

- 2 cucharadas de aceite de coco

Instrucciones:

1. Para hacer las bolas: Añada todos los ingredientes de la bola a un procesador de alimentos y mezcle hasta que esté suave.

2. Colóquelo en el refrigerador durante unos 15 minutos o hasta que esté ligeramente compactas.

3. Haga bolas de 1 pulgada de la mezcla y colóquelas en una bandeja para hornear forrada.

4. Refrigere durante una hora.

5. Coloque una olla a fuego lento. Añada el chocolate y caliéntalo hasta que se derrita.

6. Añada el aceite de coco y el edulcorante y revuelva. Retire del calor y deje enfriar durante 5 minutos.

7. Retire las bolas frías de la nevera y sumérjalas en la mezcla de chocolate. Luego, colóquelo en la bandeja para hornear.

8. Congele y sirva después.

Bombas de grasa de mantequilla de naranja y nuez

Preparación: 5 min	Total: 15 min + tiempo de refrigeración	Porciones: 12

Ingredientes:

- 24 mitades de nuez, tostadas
- 3 cucharaditas de cáscara de naranja, finamente rallada
- 3 cucharadas de mantequilla, sin sal, derretida
- Una pizca de sal marina

Instrucciones:

1. Añada la mantequilla y la cáscara de naranja a un tazón y revuelva.
2. Coloque 12 mitades de nuez en una bandeja para hornear. Divida y esparza la mezcla de mantequilla sobre ella.
3. Cubra con la otra mitad.
4. Deje enfriar en la nevera durante una hora y sirva.

Conclusión

Gracias una vez más por descargar este libro. Inicialmente podría haber pensado que la implementación de la dieta Cetogénica es una montaña que hay que escalar. De hecho, no lo es. Es una dieta muy sencilla y no es necesario que haga recorte en su dieta. Solo tendrá que limitar los carbohidratos que está consumiendo. Usted puede comer sus dulces favoritos sin aumentar su peso y en realidad comenzará a perder peso en este proceso. Comer grasa para perder grasa definitivamente funciona. Si no lo cree, la única manera de cambiar su opinión es probarlo de una vez. Estoy seguro de que los resultados definitivamente lo convencerán para optar por el estilo de vida cetogénica.

Si usted es serio en cuanto a seguir su dieta, entonces usted puede mantener un diario de alimentos en el que escriba todo lo que ha estado consumiendo y las medidas de su cuerpo y su peso también. Después de algunas semanas con esta dieta, definitivamente verá un cambio positivo. Las recetas que se dan en este libro no solo son buenas para usted, sino que no se sentiría culpable después de consumirlas. Tienen un sabor tan bueno, si no mejor, que las golosinas reales de las que está acostumbrado a comer. Puede modificar ligeramente las recetas para adaptarlas a sus necesidades.

Así que, empiece ahora mismo. ¡No es tan difícil, un poco de esfuerzo puede hacer maravillas para usted! ¡Así que póngase en marcha y que le vaya bien!

¡Todo lo mejor para usted!

www.ingramcontent.com/pod-product-compliance
Lightning Source LLC
Chambersburg PA
CBHW060244030426
42335CB00014B/1586